Santosh-Kumar Bashyal
Zhong Liang Deng

Discectomia cervical endoscópica percutânea anterior via transforamina

Santosh-Kumar Bashyal
Zhong Liang Deng

Discectomia cervical endoscópica percutânea anterior via transforamina

ScienciaScripts

Imprint

Any brand names and product names mentioned in this book are subject to trademark, brand or patent protection and are trademarks or registered trademarks of their respective holders. The use of brand names, product names, common names, trade names, product descriptions etc. even without a particular marking in this work is in no way to be construed to mean that such names may be regarded as unrestricted in respect of trademark and brand protection legislation and could thus be used by anyone.

Cover image: www.ingimage.com

This book is a translation from the original published under ISBN 978-620-2-19675-8.

Publisher:
Sciencia Scripts
is a trademark of
Dodo Books Indian Ocean Ltd. and OmniScriptum S.R.L publishing group

120 High Road, East Finchley, London, N2 9ED, United Kingdom
Str. Armeneasca 28/1, office 1, Chisinau MD-2012, Republic of Moldova, Europe
Printed at: see last page
ISBN: 978-620-8-03068-1

ÍNDICE DE CONTEÚDOS

DEDICADO A

Todos os Mestres

Na desconhecida Viagem da Minha Vida

Que inspirou, motivou e amou incondicionalmente

E

Pai, mãe

Irmão, irmãs,

Amigos

AGRADECIMENTOS

Este trabalho de investigação original foi concebido durante a reunião e discussão de casos com o meu supervisor, o Prof. Zhong-Liang Deng, durante a sessão de discussão interactiva, de aprendizagem e de investigação do diário do estudante. A sua concessão de novas ideias inovadoras e explicações adicionais, a demonstração no Atlas 3D implantou a semente desta ideia dentro do meu coração para trabalhar, dedicar e devotar a ela. Com o apoio e a motivação contínuos, foi possível estudar o desenho, a prática cadavérica e, finalmente, uma cirurgia bem sucedida do ponto de vista clínico, o que levou a uma segunda fase de recolha de dados, inquérito, planeamento pós-operatório e, finalmente, a um trabalho de investigação sob a forma de manuscrito. No nosso hospital (centro de coluna vertebral), encontrámos com sucesso um novo método para o tratamento da radiculopatia cervical através da foraminoplastia cervical percutânea endoscópica lateral anterior (ALPECF). Trata-se de uma nova cirurgia inovadora efectuada no domínio da cirurgia minimamente invasiva da coluna vertebral e foi também criada uma nova terminologia no domínio da MIS como ALPECF. Esta abordagem é considerada uma técnica cirúrgica mais segura que minimiza a VA e outras estruturas delicadas.

Agradeço a todos os meus professores e amigos que me ajudaram durante o meu projeto. Estou muito grato a todas as pessoas que, direta e indiretamente, estão a ajudar a criar este novo método no campo da cirurgia da coluna vertebral como uma nova abordagem. SKB (Santosh kumar Bashyal) e ZLD (Zhong Liang Deng) conceberam o desenho do estudo. SKB, QS (Qing-Shuai Yu), ZJY (Zheng-Jiang Yan), LiC (Lei Chu), LC (Liang Chen), SS (Saudia Shawon) e ZLD realizaram o estudo, recolheram os dados e contribuíram para a sua conceção. SKB preparou o manuscrito, que foi editado e corrigido várias vezes por ZLD e SKB.

Também agradeço especialmente aos meus amigos Qing Shuai Yu, Ke-Xiao Yu e Saudia Shawon durante a preparação, edição, análise e submissão do manuscrito à revista.

Agradecemos ao comité patrocinador das subvenções que tornou este projeto bem sucedido. O Projeto Chave da Fundação de Ciências Naturais do Comité de Ciência e Tecnologia (No.cstc2013jjBi0021), a Fundação Nacional de Ciências Naturais da China (No.81272005), o Projeto Chave de Investigação Científica Médica da Comissão de Planeamento Familiar e de Saúde de Chongqing (No.2016ZDXM007), a Fundação Especial para a Plataforma de Investigação Científica de Chongqing (No.ctsc2015yfpt-gcjsyjzx120019) foram recebidos para apoiar este trabalho.

Gostaria também de agradecer aos meus pais pelo seu amor e apoio incondicionais durante os meus estudos. Agradeço também ao Conselho de Bolsas de Estudo da China que me concedeu uma bolsa de estudo durante os meus cursos de doutoramento.

Obrigado a toda a equipa de cirurgia da coluna vertebral do segundo hospital da CQMU.

Santosh Kumar Bashyal "Só é possível compreender a causa principal do sofrimento humano através da mentalidade correta do curador" S.K.Bashyal

ABREVIATURAS

Abbreviations	Full Form
AP	Anterioposterior
ALPECF	Anterior lateral percutaneous endoscopic cervical formaninoplasty
bFGF	Basic fibroblast growth factor
C	Cervical spine
cbCT	Cone beam tomography
CST	Cervical Sympathetic Trunk
CSR	Cervical spondylotic radiculopathy
CT	Computered tomography
CTA	Computerized tomographic angiography
PECD	Percutaneous endoscopic cervical discectomy
PCD	Percutaneous cervical discectomy
PLL	Posterior Longitudinal ligament
MRI	Magnetic resonance imaging
OPLL	Ossification of Posterior Longitudinal ligament
RA	Rheumatoid arthritis
TGF	Transforming growth factor -10
TF	Transverse foramen
TP	Transverse Process
VA	Vertebral artery

Relatório técnico e revisão da literatura

1) Discectomia cervical endoscópica percutânea e remoção de osteófitos através de uma abordagem transforaminal anterior para radiculopatia: notas técnicas e revisão

Tema

Antecedentes

A radiculopatia cervical pode ser tratada através de uma abordagem endoscópica anterior para aceder à sua patologia-alvo, descomprimindo as raízes nervosas espinais sem fusão. A abordagem de discectomia cervical percutânea endoscópica anterior transforaminal é uma forma fácil de transpor o processo transversal, descomprimir e remover os osteófitos. Esta técnica é melhorada através da abertura de um orifício na fibra proeminente do disco para diminuir a pressão do disco, dissecando a secção do disco e reduzindo a pressão mecânica à volta da polpa e da raiz nervosa que formam o núcleo pulposo e as fibras. Permite a descompressão adequada dos elementos neurais e a resolução do outro processo patológico. Este método preserva o movimento e a estabilidade da coluna vertebral e reduz o risco de lesões vertebrais.

Objetivo:

Abordar a nota técnica do primeiro caso bem sucedido de discectomia cervical endoscópica percutânea e remoção de osteófitos através de uma abordagem transforaminal anterior para radiculopatia

Conceção do estudo

Notas cirúrgicas e revisão da discectomia cervical endoscópica percutânea e remoção de osteófitos através de uma abordagem transforaminal anterior para radiculopatia.

Métodos e amostras

Foi selecionado um caso em que o doente tinha dores no pescoço que irradiavam para o braço direito durante 2 meses, mas dores fortes desde há 20 dias, deformações no pescoço e inclinação da cabeça para o lado direito.

Apresentava diminuição da sensibilidade e fraqueza nos músculos trapézio, bíceps e tríceps do lado direito. Sinal de Eaton e sinal de Spurling positivos. A radiografia dinâmica pré-operatória da coluna cervical mostra alterações degenerativas e osteófitos em C3-4, C5-6, estenose foraminal intervertebral por TC a nível de C3-4 e C5-6, a angio-TC (angiografia por tomografia computorizada) (Fig. 2B) da direita e da esquerda não mostra qualquer posição anormal das artérias vertebrais. A ressonância magnética mostra uma protrusão discal que comprime gravemente a medula espinal ao nível de C3/4. Operámos o nível mais significativo como a primeira nova abordagem bem sucedida para radiculopatia cervical com remoção de osteófitos, descompressão e discectomia por PECD anterolateral (abordagem transforaminal) sob anestesia geral. Esta abordagem anterolateral PECD MIS provoca menos danos nos tecidos e é uma forma de aceder facilmente ao processo transforaminal para osteófitos e raízes nervosas para descompressão.

Avaliação dos resultados clínicos

O doente foi transferido para a enfermaria de pós-operatório com antibióticos e tratamento de desidratação durante 24 horas. Após o procedimento, foi pedido ao doente que exercitasse gradualmente os músculos do pescoço e que regressasse ao trabalho sedentário ou não físico ao fim de 3-4 dias, mas o colar cervical foi aconselhado durante 3 semanas. A TAC e a RMN pós-operatórias confirmaram a descompressão neural satisfatória

Resultados:

A perda de sangue foi de 100 ml. O internamento hospitalar foi de 3 dias. O tempo operatório foi de 80 minutos. Após a cirurgia, foi colocado um dreno durante 24 horas para recolher alguns fluidos residuais e evitar hematomas. Não se registaram eventos pós-operatórios significativos ou complicações relacionadas com a cirurgia. O doente melhorou os seus sintomas clínicos após a operação. A TC e a RMN pós-operatórias e o acompanhamento regular efectuado não revelaram qualquer estreitamento do disco, instabilidade da coluna cervical ou qualquer sinal de compressão e estenose e remoção total dos osteófitos e do túnel de perfuração.

Conclusão:

Sob o sistema endoscópico percutâneo, é fácil visualizar a estrutura minúscula adequada, perfurar, dissecar e diminuir a possibilidade de lesão iatrogénica. Este procedimento cirúrgico pode ser superior e de fácil acesso à estrutura patológica do que o método aberto tradicional. O dano estrutural ao tecido é mínimo e diminui o risco de punção da artéria vertebral. Esta abordagem cirúrgica endoscópica transforaminal anterior pode ser mais desenvolvida e treinada para o tratamento da radiculopatia cervical numa grande população.

Palavras-chave: Radiculopatia cervical; Osteófitos, Cirurgia minimamente invasiva; PECD, Abordagem anterolateral (transforaminal)

1.1) Pontos-chave

1. A abordagem de discectomia cervical percutânea endoscópica anterior transforaminal é uma forma fácil de transpor o processo transversal, descomprimir e remover os osteófitos.

2. Osteófitos que causam sintomas de compressão das artérias vertebrais, esta abordagem pode ser o ponto de referência mais seguro para os alcançar e remover.

3. Isto permite um traumatismo mínimo dos tecidos e reduz o risco de lesões das artérias vertebrais.

4. Preserva o movimento e a estabilidade da coluna vertebral .

1.3) Introdução

A radiculopatia espondilótica cervical (RSE) está associada à compressão da raiz nervosa, a perturbações nos dermátomos e miótomos das extremidades superiores com sinais de fraqueza, perda de massa muscular, paralisia flácida e hiporreflexia do neurónio motor inferior. A parte posterolateral do disco intervertebral e a articulação uncovertebral circundante formam a margem anterior do forame intervertebral. A herniação do disco intervertebral póstero-lateral e a hiperplasia que envolve a parte póstero-lateral da articulação uncovertebral são as duas principais etiologias da RSC. Quando a terapia conservadora falha e a dor ultrapassa o limite da tolerância, a intervenção cirúrgica parece ser inevitável. No caso da RSC acompanhada de estenose foraminal óssea, o osteófito localizado na parte posterolateral da articulação uncovertebral pode ser difícil de remover através de uma abordagem apenas posterior. Uma foraminoplastia através de uma abordagem transforaminal anterior poderia proporcionar a descompressão direta sem violar a estabilidade da coluna vertebral, o que tem sido sucessivamente descrito por vários cirurgiões, incluindo a microforaminotomia anterior, a abordagem transuncal anterior e outras abordagens modificadas com base nas duas anteriores [1-6]. Com o desenvolvimento da técnica endoscópica, surgiu a discectomia cervical endoscópica percutânea (PECD), que preenche a lacuna entre a terapia conservadora e a cirurgia tradicional. Partilhámos a nossa exploração preliminar da abordagem cirúrgica endoscópica na espondilose cervical, incluindo a abordagem translaminar posterior, a abordagem transdiscal anterior e a abordagem transcorporal. Para o tratamento da RSC, a abordagem translaminar posterior parece ser mais eficaz do que os outros dois acessos. Quando o osteófito se estende para fora do forame intervertebral, a remoção do osteófito através de uma abordagem posterior pode ser perigosa devido à possibilidade de lesão da artéria vertebral (AV). No caso seguinte de RSE com estenose óssea, partilharemos a nova técnica de formaninoplastia cervical percutânea endoscópica lateral anterior (ALPECF) para remover o osteófito e realizar a descompressão da raiz nervosa cervical.

1.4) Métodos

1.4.1)Caso típico

Um homem de 65 anos de idade apresentou-se com dor no pescoço irradiando para o braço direito desde há 2 meses, mas mais grave desde há 20 dias, deformações no pescoço, cabeça inclinada para o lado direito. O exame neurológico revelou uma diminuição da sensibilidade e fraqueza nos músculos trapézio, bíceps e tríceps do lado direito, com uma classificação de potência de 3/5 músculos. O exame físico revela sinal de Eaton e sinal de Spurling positivos.

A radiografia dinâmica pré-operatória (Fig.1A,B) mostrou alterações degenerativas e osteófitos em C3-4 e C5-6. A TC (tomografia computorizada) (Fig.2A) mostrou estenose foraminal intervertebral ao nível de C3-4 e C5-6. A angio-TC (angiografia por tomografia computorizada) (Fig.2B) da direita e da esquerda efectuada não mostra qualquer posição anormal das artérias vertebrais. A RMN (ressonância magnética) (Fig. 3) mostra uma protusão discal que comprime gravemente a medula espinal a nível de C3/4 e mínima a nível de C5-6.

1.4.2)Procedimento operatório

Antes de o procedimento cirúrgico ser efectuado no doente, foi praticado várias vezes em cadáveres. Foi obtido o consentimento escrito e oral antes da cirurgia.

Um breve resumo da ALPECF, desde a incisão da pele até à colocação do endoscópio e à trajetória do processo transverso até à dissecção, descompressão e foraminoplastia ao nível de C3-4 de um caso. Sob a orientação do braço C fluoroscópico, a vista anterioposterior (AP) e lateral e o sistema endoscópico espinal da SPINENDOS GmbH (SPINENDOS GmbH, München, Alemanha), foi efectuada toda a cirurgia (Fig. 6, 7).

Sob anestesia geral endotraqueal, o paciente foi colocado em posição supina com o pescoço ligeiramente estendido, colocando-se uma toalha enrolada sob os ombros. Foi colocada uma correia sobre a testa para estabilização, cujos ombros foram suavemente mantidos em posição lateral com fita adesiva (Fig.5A,B). Foi colocado um fio-guia metálico num tubo gástrico que ajudou a visualizar o esófago radiolucente durante a operação (Fig. 7B). Foi mantido um campo visual claro com uma radiofrequência bipolar de baixa energia (Ellman) e a irrigação contínua de solução salina a 0,9%.

Quando o nível de C3-4 foi confirmado por fluoroscopia com arco em C (Fig. 5C,D), foi efectuada uma incisão cutânea transversal de 8 mm, medial ao músculo esternocleidomastóideo, ligeiramente abaixo do nível patológico (Fig. 5E). Foi aplicada uma técnica de dois dedos para criar uma pequena janela segura entre a artéria carótida lateral e o traqueoesófago medial. Através da incisão cutânea, um complexo de agulha de punção (Fig. 6A), incorporando uma bainha não biselada de uma agulha de vertebroplastia no exterior (Fig. 5F) e um fio K embotado de 1,5 mm no interior, foi inserido cranial e lateralmente e colocado na superfície anterior do corpo vertebral C3. O complexo agulha de punção embotada (Fig. 6B, F) foi deslizado para o entalhe entre o corpo vertebral C4 e o processo transverso direito (Fig. 6G). Utilizou-se uma broca endoscópica de alta velocidade de cabo longo (Fig.7A,B) com um diâmetro de 5 mm para remover parcialmente o processo transverso de C4 e expor a articulação não coberta de C3-4 direita (Fig.5 G,H,J). A trajetória de perfuração foi medialmente 10-12 graus e cranialmente paralela ao espaço intervertebral (Fig.6C,D). Para evitar a possibilidade de rutura intra-operatória da VA, o osteófito deve ser removido de lateral para medial (Fig.5K). Especialmente quando o osteófito comprimiu a VA, a parede cortical lateral do osteófito deve ser preservada. Quando a parte medial do osteófito era removida, a parede cortical lateral podia ser abatida por uma sonda endoscópica (Fig. 7B). Assim, a VA podia ser observada e protegida pela bainha de trabalho, o que facilitava a remoção parcial da articulação uncovertebral e a recuperação do fragmento de disco herniado, diminuindo o risco de lesão da VA (Fig. 7C). A foraminoplastia foi interrompida até que uma mobilização satisfatória da raiz nervosa fosse confirmada sob endoscopia. Após a descompressão e hemostasia adequadas, todos os instrumentos foram retirados. O tubo de drenagem foi mantido por 24 horas para coleta de fluidos e evitar a possibilidade de hematoma (Fig.5I). A incisão foi suturada e coberta com um curativo impermeável à água.

1.4.3) Avaliação dos resultados clínicos

A operação foi concluída em 80 minutos. O doente foi transferido para a enfermaria pós-operatória com antibióticos e tratamento de desidratação durante 24 horas. Após o procedimento, foi pedido ao doente que exercitasse gradualmente os músculos do pescoço e que regressasse ao trabalho sedentário ou não físico ao fim de 3-4 dias, mas o colar cervical foi aconselhado durante 3 semanas. A TAC e a RMN pós-operatórias confirmaram a descompressão neural satisfatória.

1.5) Resultados

Observou-se uma enorme melhoria dos sintomas clínicos imediatamente após a operação. A dor radicular da EVA (escala visual analógica) melhorou de 7/10 no pré-operatório para 3/10. A amplitude de movimentos do pescoço no pós-operatório era ilimitada. A drenagem permaneceu apenas durante 24 horas. Não houve eventos pós-operatórios significativos ou complicações relacionadas à cirurgia, como disfagia, síndrome de Horner, paralisia do nervo laríngeo recorrente, lesão do nervo vago, lesão traqueoesofágica ou hematocele cervical. Nas primeiras 3 semanas de pós-operatório, foi recomendado o uso de colar cervical. A TC pós-operatória (Fig.4A) e a RM (Fig.4B1,B2) e o seguimento regular efectuado não revelaram qualquer estreitamento do disco, instabilidade da coluna cervical ou qualquer sinal de compressão e estenose e remoção total dos osteófitos e do túnel de perfuração.

1.6) Discussão

Dependendo da localização, da extensão e do tipo de patologia de compressão, da curvatura da coluna vertebral e da presença de instabilidade, as abordagens devem ser determinadas e planeadas. Em 1928, Stookey descreveu pela primeira vez os sintomas clínicos e a localização anatómica da hérnia discal cervical e, mais tarde, Mixter e Barr afirmaram e provaram que a laminectomia e a excisão do disco podem aliviar com êxito a dor da radiculopatia [8, 9]. Robinson e Smith, em 1955, e Cloward, em 1958, realizaram pela primeira vez com êxito uma discectomia cervical anterior com fusão óssea para descompressão direta dos osteófitos compressivos e do fragmento de disco [10, 7, 11]. [Hilibrand et all estudaram os resultados de 10 anos de doentes clínicos submetidos a fusão cervical e verificaram que até 25 % dos doentes apresentavam doenças degenerativas a nível adjacente[12]. A cirurgia minimamente invasiva foi introduzida como alternativa segura para a radiculopatia e mielopatia cervicais, com resultados clínicos muito bons e estabilidade da coluna vertebral a longo prazo, sem necessidade de enxertos ósseos e implantes. Com o desenvolvimento contínuo da técnica endoscópica da coluna vertebral nos últimos anos, surgiu a discectomia cervical endoscópica percutânea (DCEP), a fim de responder à necessidade de preservar o movimento funcional da coluna cervical e a sua estabilidade, removendo simultaneamente a patologia subjacente. Na atual abordagem cirúrgica endoscópica, apenas a abordagem translaminar posterior pode ser mais eficaz para tratar a RSC. Infelizmente, esta abordagem não é aplicável para remover o osteófito localizado anteriormente ao forame intervertebral. A instabilidade da coluna vertebral ocorre quando a descompressão é efectuada a vários níveis ou se mais de 50 por cento da articulação facetária for rompida[15].

A abordagem transforaminal anterior é um método minimamente invasivo e eficaz para tratar a radiculopatia cervical unilateral causada por prolapso discal ou osteófitos não cobertos. Esta técnica ajuda a evitar a mobilidade do segmento e a acelerar o processo degenerativo.

alterações nos níveis adjacentes. Em 1996, Jho descreveu a técnica de micrforaminotomia cervical anterior para remoção direta da patologia compressiva e preservação dos segmentos de movimento sem fusão óssea[3,4]. J-Y Lee et al, encontraram o novo método alternativo e modificado à discectomia anterior com implantação de prótese cervical ou foraminotomia cervical posterior. Este método ajudou a permitir a remoção direta da lesão compressiva no forame neural através de uma pequena abordagem transuncal de buraco de fechadura, sendo um tratamento para a estenose foraminal espondilótica e fragmentos de disco extrudidos[13,16]. A cirurgia endoscópica é menos invasiva, com um tubo oco de aproximadamente 7 mm a ser inserido sem a colocação de um retractor, o que torna a cirurgia mais fácil e simples do que o método aberto tradicional. Ao introduzir a abordagem transforaminal anterior na cirurgia endoscópica cervical, o campo ampliado e o ângulo visual ajustável podem reduzir a possibilidade de lesões iatrogénicas intra-operatórias. Se a visualização e a estrutura não forem tão claras, uma parte do processo espinhal inferior pode ser removida. Ooi et al. utilizaram pela primeira vez o sistema endoscópico na aracnoidite crónica e no aprisionamento da raiz nervosa durante a claudicação causada por estenose espinal lombar para visualizar a patologia do espaço intratecal antes da cirurgia[14,18]. Mais importante ainda, embora tanto a cirurgia endoscópica como a microendoscopia minimizem simultaneamente o trauma relacionado com a operação, a maior diferença entre elas reside no facto de o procedimento ser realizado em meios diferentes. Sendo um procedimento mediado por água em vez de uma operação mediada por ar, a cirurgia endoscópica pode obter uma descompressão direcionada sob irrigação salina contínua, o que pode gerar pressão hidráulica, reduzindo a hemorragia intra-operatória e diminuindo o risco de infeção.

Através do método PECD, os sintomas de radiculopatia podem ser melhorados abrindo um orifício na fibra proeminente do disco para diminuir a pressão do disco, dissecando a secção do disco e reduzindo a pressão mecânica em torno da polpa e da raiz nervosa que formam o núcleo pulposo e as fibras. A operação é mais difícil se a hérnia discal se encontrar numa posição dorsolateral, totalmente por baixo da raiz nervosa. Como complicação cirúrgica mais grave, pode ocorrer uma lesão da artéria vertebral (AV), especialmente se a articulação e os ossos forem expostos ou perfurados. O planeamento adequado e a avaliação pré-operatória da AV ajudam o cirurgião a evitar lesões da artéria vertebral durante as abordagens cirúrgicas anteriores à coluna cervical. Existe um elevado grau de variação do processo transverso e das artérias vertebrais. Recomenda-se uma avaliação pré-operatória cuidadosa por TC e RMN antes da cirurgia, uma vez que pode haver variações no forame transverso

e VA localizadas em relação a marcos vertebrais ósseos por nível da coluna vertebral e género. Smith et al e Walike et al realizaram uma investigação relacionada com o procedimento e descobriram que existe um maior risco de laceração da VA nos níveis cefalóides durante a compressão lateral da raiz nervosa e a extensão lateral do procedimento de descompressão central[19,20 ,8]. Durante a descompressão lateral, ao remover osteófitos que se projectam no forame neural, verificou-se uma diminuição gradual da distância entre o ápice do processo uncinado e o bordo medial do forame transverso. Recomenda-se a remoção do osteófito de lateralmente para medialmente, onde pode comprimir a artéria vertebral. Como camada protetora da VA, a parede cortical lateral do osteófito deve ser ressecada até à remoção do osteófito medial. Durante a foraminoplastia, a VA pode ser observada e protegida pela bainha de trabalho, o que pode facilitar a remoção parcial da articulação uncovertebral e a recuperação do fragmento de disco herniado, diminuindo o risco iatrogénico de lesão da VA.

Dada a limitação de um caso, o estudo tem de ser efectuado em amostras populacionais maiores e com acompanhamento a longo prazo. Com o conceito de preservação da mobilidade e reconstrução dos segmentos da coluna vertebral, a artroplastia do disco cervical foi desenvolvida para o substituir após a discectomia de radiculopatia cervical ou mielopatia em casos jovens[21]. No entanto, Y-K park et al. experimentaram a remoção de osteófitos e do processo uncinado para descomprimir a porção óssea que destrói o canto póstero-lateral do espaço discal e induz alterações degenerativas[17]. O seguimento clínico a longo prazo ainda não é claro. Além disso, deve ser efectuado um estudo comparativo entre a abordagem anterior transforaminal e a abordagem posterior tradicional para encorajar os cirurgiões espinais emergentes a transformarem as suas competências cirúrgicas.

1.7) Conclusão:

Este procedimento cirúrgico pode ser superior e de fácil acesso à estrutura patológica do que o método aberto tradicional. O dano estrutural ao tecido é mínimo e diminui o risco de punção da artéria vertebral. Com o sistema endoscópico visual direto e percutâneo, é fácil visualizar a estrutura minúscula adequada, perfurar, dissecar e diminuir a possibilidade de lesão iatrogénica. Esta abordagem cirúrgica endoscópica transformacional anterior pode ser mais desenvolvida e treinada para o tratamento da radiculopatia cervical numa grande população.

1.8) Declarações

Aprovação e consentimento ético - Aprovação do Comité de Ética em Investigação da Universidade de Medicina de Chongqing

Consentimento para publicação - Consentimento escrito obtido do participante para publicação

Disponibilidade de dados e materiais - Segundo hospital da base de dados e sistema de registo CQMU

Interesses em competição - Os autores declaram não ter interesses em competição

Financiamento

O Projeto Chave da Fundação de Ciências Naturais do Comité de Ciência e Tecnologia (No.cstc2013jjBi0021), a Fundação Nacional de Ciências Naturais da China (No.81272005), o Projeto Chave de Investigação Científica Médica da Comissão de Planeamento Familiar e de Saúde de Chongqing (No.2016ZDXM007), a Fundação Especial para a Plataforma de Investigação Científica de Chongqing (No.ctsc2015yfpt-gcjsyjzx120019) foram recebidos para apoiar este trabalho Contribuições dos autores -

SKB e ZLD conceberam o projeto do estudo. SKB, ZJY, LC, LiC, SS, QS e ZLD realizaram o estudo, recolheram os dados e contribuíram para a conceção do estudo. SKB preparou o manuscrito. LC e ZLD

editou o manuscrito. Todos os autores leram e aprovaram o manuscrito final.

Agradecimentos : Agradecimentos a todos os membros da equipa de cirurgia da coluna vertebral do segundo hospital da CQMU

Referência

1.   Jho HD, Kim WK, Kim MH. Microforaminotomia anterior para o tratamento da radiculopatia cervical: parte 1, preservação do disco "cirurgia funcional do disco cervical". Neurosurgery 2002;51: S46-S53.

2.   Choi G, Lee SH, Bhanot A, et al. Microforaminotomia cervical anterior transcorporal modificada para radiculopatia cervical: nota técnica e resultados iniciais. Eur Spine J 2007;16:1387-1393.

3.   Hakuba A. Abordagem trans-unco-discal. Uma abordagem combinada anterior e lateral aos discos cervicais. JNeurosurg 1976;45:284-291.

4.   Hakuba A, Komiyama M, Tsujimoto T, et al. Abordagem transuncodiscal dos tumores em haltere do canal espinal cervical. J. Neurosurg. 1984;61: 1100 -6

5.   Hong WJ, Kim WK, Park CW, et al. Comparação entre a abordagem transuncal e a abordagem transcorporal vertebral superior para radiculopatia cervical unilateral - um relatório preliminar. Minim Invasive Neurosurg. 2006;49:296-301.

6.   Choi G, Arbatti NJ, Modi HN, et al. Transcorporeal tunnel approach for unilateral cervical radiculopathy: a 2-year follow-up review and results. Minim Invasive Neurosurg. 2010;53:127-31.

7.   H. C. Jacobeus, The practical importance of thoracoscopy in surgery of the chest, *Surgery, Gynecology & Obstetrics*, , 1921;vol. 32, pp. 493-500

8.   Stookey B , Compression of the spinal cord due to ventral extradural cervical chondromas (Compressão da medula espinal devido a condromas cervicais extradurais ventrais). Arch Neurol Psych 1928;20:275-278

9.   Mixter WJ, Barr JS , Rutura do disco intervertebral com envolvimento do canal espinal. N Engl J Med 1934;211:210-215

10. Robinson RA, Walker AE, Ferlic DC, et al. The results of anterior interbody fusion of the cervical spine. J Bone Joint Surg Am,1962; 44:1569-1587

11. Ralph b. Cloward, *Honolulu, et al.Hawaii* a abordagem anterior para remoção de discos cervicais rompidos, *J. Bone Jt. Surg.,* 1958, *4O-A: 607-623.*

12. Korinth MC, Kruger A, Oertel MF, et al. Foraminotomia posterior ou discectomia anterior com estabilização de inter-corpos de polimetilmetacrilato para a cirurgia de coluna cervical.

doença discal: resultados em 292 pacientes com monoradiculopatia, Spine Phila Pa

1976;. 15 de maio de 2006;31(11):1207-1214

13. J.-Y. Lee, M. I.o "hr, P. Impekoven, et al.Small keyhole transuncal foraminotomy for the unilateral cervical radiculopathy Ata Neurochir (Wien), 2006 ;148:951-958

14. Burman, "Myeloscopy or the direct visualization of the spinal cord and its contents," *The Journal of Bone&Joint Surgery*, 1931; vol. 13, no. 4, pp. 695-696

15. Zdeblick TA, Zou D,Warden KE et al . Estabilidade cervical após foraminotomia. Uma análise biomecânica in vitro. J Bone Joint Surg(Am) ,1992;74: 22-27

16. Jho HD ,Foraminotomia cervical anterior microcirúrgica para radiculopatia: uma nova abordagem à hérnia discal cervical. J Neurosurg ,1996;84: 155-160

17. Youn-Kwan Park - Hong Joo Moon - Taek Hyun Kwon - Joo Han Kim, Resultados a longo prazo após foraminotomia anterior para radiculopatia cervical de um ou dois níveis, Eur Spine J ,2013; 22:1489-1496

18. Y. Ooi, Y. Satoh, K. Mikanagi, et al. Myeloscopy, *No to shinkei*, 1977 vol. 29, no. 5, pp. 569-574

19. Vaccaro AR, Ring D, Scuderi G, et al. Localização da artéria vertebral em relação ao corpo vertebral determinada pela avaliação por tomografia computorizada bidimensional. *Spine* 1994;19:2637-41

20. Smith MD, Emery SE, Dudley A, et al. Lesão da artéria vertebral durante a descompressão anterior da coluna cervical. Uma revisão retrospetiva de dez pacientes. *J Bone Joint Surg Br* 1993; 75:410-5.

21. Jung SS, Chung JC, Park KS ,et al. Resultados do acompanhamento a longo prazo da microforaminotomia cervical anterior. Jornal coreano da coluna vertebral, 2010; 7: 66-72

2) Legendas das figuras

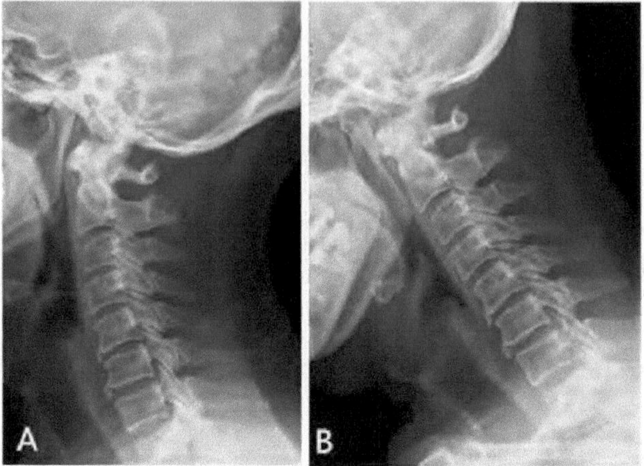

Fig 1 Radiografia cervical lateral dinâmica pré-operatória

Roentgenogramas dinâmicos de flexão e extensão da coluna vertebral C: Alteração degenerativa, diminuição da altura do espaço discal ao nível de C3/4 e osteófitos em C3-4, C5-6.

A: Vista de extensão lateral direita

B: Vista de flexão lateral direita

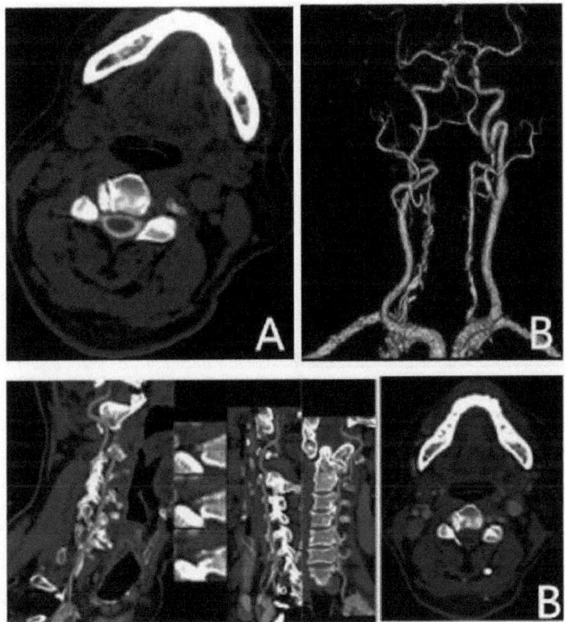

Fig 2 Tomografia computorizada pré-operatória

2) Imagens de tomografia axial computorizada pré-operatória:

A) estenose foraminal intervertebral em C3-4

B) A angio-TC da direita e da esquerda não mostra uma posição anormal das artérias vertebrais

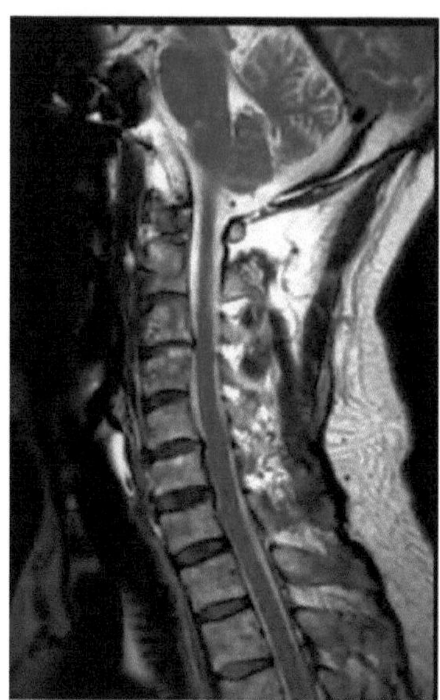

Fig 3 RMN pré-operatória

Plano sagital ponderado em T2 e plano axial mostrando protrusão discal
comprimindo severamente
a medula espinhal ao nível de C3/4 e mínima em C5-6.

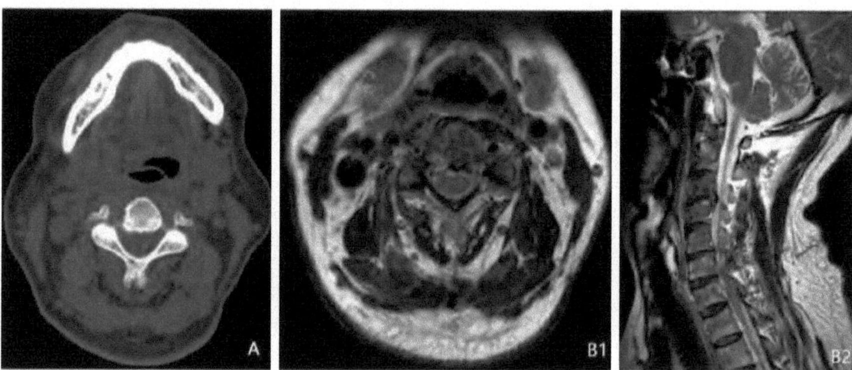

Fig 4 TAC/RM pós-operatória

A)   Imagens axiais de TC com preservação da parede medial dos forames dos espaços intervertebrais, espaço
intervetrebral amplo, sem compressão ou estenose, descompressão adequada.

B)   (B.1 &B.2)A RMN T2W não mostra compressão na medula espinal

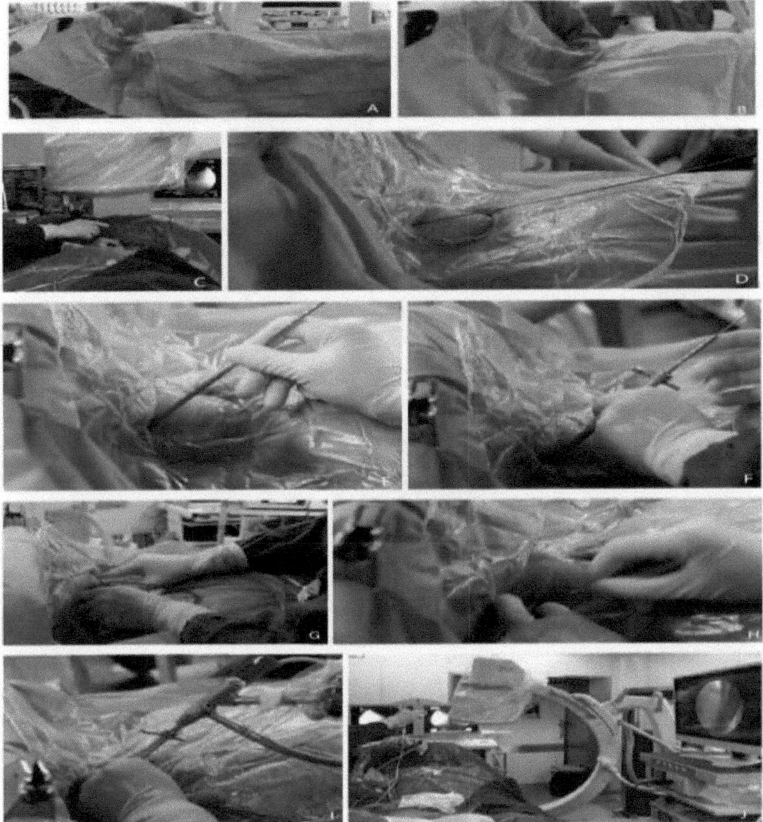

Fig. 5 Preparação operatória e abordagem PECD transforaminal em pormenor

5 A,B)Doente em posição supina com o pescoço ligeiramente estendido

C,D)A posição do nível C3-C4 confirmada por fluoroscopia do braço e fio K do exterior para verificar a posição do processo transverso alvo

E) Incisão vertical do lado direito de 10 mm, a 2 cm da linha média, dissecar com uma lâmina estreita e uma pinça para pequenas artérias para retrair o pequeno orifício sem danificar os tecidos

F) Fio K interno substituído por um estilete para alcançar a superfície anterior de C3

G,H)colocação do sistema endoscópico

I) fixação do dreno após a conclusão da cirurgia

J)Sistema de trabalho endoscópico MIS para descompressão do processo transverso PECD e remoção de osteófitos

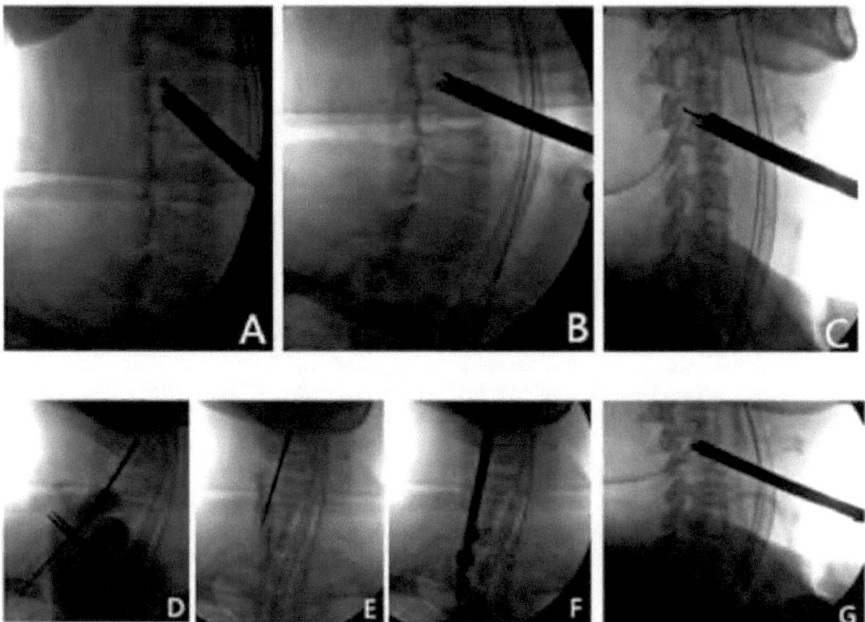

Fig.6 Vista intra-operatória sob fluoroscopia

(A) Um complexo de agulha de punção foi inserido cranialmente e medialmente e colocado na superfície anterior de C3

(B) o fio K interno embotado foi substituído por um estilete afiado, a ponta do complexo da agulha de punção é afiada.

(C) a ponta do estilete afiado atingiu aproximadamente o bordo póstero-superior deC3.

(D) fio-guia embotado - a ponta do complexo punção-agulha está embotada

(E) o fio-guia com a bainha do dilatador e a bainha de trabalho exterior na direção do orifício perfurado anterior de C3

(F) rebarba de diamante de alta velocidade, juntamente com a trajetória anterior em direção a C3

(G) O núcleo pulposo herniado e os osteófitos são removidos por um rongeur.

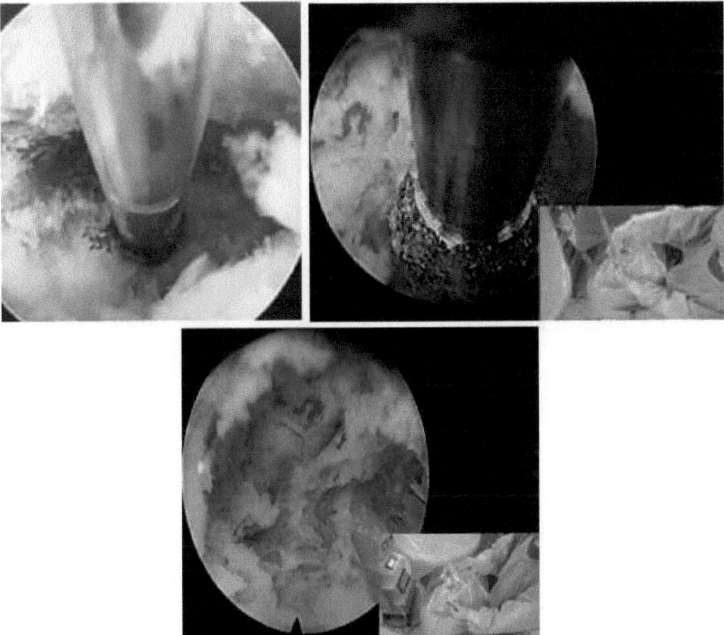

Fig. 7 Vista intra-operatória sob endoscopia.

A) O orifício no interior de C3 foi alargado com uma broca de diamante de alta velocidade, juntamente com a trajetória anterior.

O núcleo pulposo herniado e os osteófitos removidos por um rongeur.

B) O gancho rombo aplicado à parede posterior de C5 foi aberto e palpado ao longo da superfície da medula espinal posterior para garantir que a descompressão neural é adequada (Última)

C) Identificação das artérias vertebrais, a seta preta mostra a VA, a membrana branca mostra o aspeto anterior dos segmentos ósseos da superfície articular

3) Visão geral: Evolução, desafios, significados e implementação do presente estudo

a) Evolução, história e progressão do PECD

Os osteófitos são crescimentos ósseos que surgem a partir do periósteo na junção do osso e da cartilagem, formados principalmente a partir da metafasia da sinóvia em cartilagem com formação de condroblastos e cartilagem na margem da superfície articular [12]. Unchino et.al descobriram que o fator de crescimento transformador -10 (TGF-10 e o fator de crescimento básico dos fibroblastos (bFGF)) é responsável pela formação de osteófitos.

Carette et,al. 2005 explicaram duas causas de radiculpatia cervical como sendo o aprisionamento foraminal da raiz do nervo espinal devido a alterações degenerativas nas articulações uncovertrebral e zigopofisária e a herniação do núcleo pulposo[1,2]. Os osteófitos cervicais podem causar disfagia, dor intensa, aspiração se comprimirem o esófago, a raiz nervosa e a faringe. O estudo de H hoffel Havakuk et.al mostra que os osteófitos cervicais estão correlacionados com o aumento do risco de impacto de corpos estranhos[9,10]. Em 1931, Burman introduziu pela primeira vez a ideia e o método da mieloscopia para a visualização direta da medula espinal[3].

Mais tarde, em 1938, Pool levou a cabo o trabalho de Burman e realizou 400 procedimentos mieloscópicos, mas a inserção de uma sonda de grande diâmetro na cavidade dural causou muita morbilidade[2,4]. Com a técnica minimamente invasiva, Hirsh, Robertson e Johnson [5,13] recomendaram a disectomia cervical sem fusão como uma nova ideia. Em 1993, foi desenvolvida a PCD com uma taxa de sucesso clínico de 79,5-83,7% e a PCN em 2003 com uma taxa de sucesso clínico de 76,2-77,8% [14,15].

Esta abordagem anterior endoscópica cervical minimamente invasiva ajuda a descompressão direta da raiz nervosa e a preservar a mobilidade dos segmentos de movimento. Jho, em 1996, publicou abordagens microcirúrgicas anteriores de foraminotomia cervical para o tratamento de perturbações discais de compressão lateral através da ressecção da articulação não coberta da coluna vertebral[12]. Dependendo da localização, da extensão, do tipo de compressão, da curvatura da coluna vertebral e da presença de instabilidade, é efectuada a determinação das abordagens anterior ou posterior. O principal objetivo da intervenção cirúrgica é a descompressão da medula espinal [3,7]

Korinth et al, em 2006, compararam o procedimento anterior e posterior em 293 pacientes para hérnia de disco mole e concluíram que a abordagem anterior era superior [20]. A fusão intercorporal lateral transforaminal minimamente invasiva ajuda a evitar uma grande quantidade de dissecção muscular, menos pontos de entrada para micróbios e espaço morto criado pela exposição do processo transverso na fusão intercorporal lateral TF tradicional, com melhores resultados[22].

A abordagem anterio-lateral PECD é uma alternativa segura para o tratamento de alterações espondilóticas cervicais, proporcionando bons resultados clínicos e estabilidade da coluna vertebral a longo prazo sem enxerto ósseo, ajudando também a preservar a estabilidade e o movimento da coluna vertebral. A radiculopatia cervical com remoção de osteófitos através de abordagens transforaminais PECD para descompressão, remoção dos osteófitos e foraminoplastia cervical é considerada a via mais segura.

Quando a lesão se situa ao nível de C3-4, os sintomas serão uma dor vaga no pescoço e no trapézio, mas no caso de C5, a dor ocorre no ombro e irradia para o braço ventral, mesmo abaixo do cotovelo. Na AR, a dor radicular atlanto-axial de C2 pode apresentar-se como dor nos olhos ou nos ouvidos e dor de cabeça, o que muitas vezes pode ser subdiagnosticado. A espondilose da articulação facetária e a herniação do disco intervertebral são as duas principais causas de compressão da raiz nervosa[18]. A hipermobilidade da articulação facetária, a hiptertrofia ligamentar e óssea provocam um aumento do tamanho do processo articular superior da vértebra distal, levando à compressão do nervo. A hérnia discal intervetebral pode provocar a compressão do nervo a partir do aspeto anterior do forame[19]. Nos casos de hérnia crónica, o disco IV degenera, desseca e provoca o colapso do espaço discal e o abaulamento do anel no forame neural[16].

Seidler et al. sugeriram que os osteófitos cervicais presentes na superfície ventral anterior podem causar compressão esofágica, colidir com a hipofaringe devido a inflamação, edema e irritação direta crónica.[6,10,11]Por vezes, o sinal de esguicho e o sinal de Tinel são positivos, o que se designa por fenómenos de esmagamento duplo, ou seja, radiculopatia cervical com neuropatia periférica.

A fusão intercorporal lateral transforaminal minimamente invasiva ajuda a evitar uma grande quantidade de dissecção muscular, menos pontos de entrada para micróbios e espaço morto criado a partir da exposição do processo transverso na fusão intercorporal lateral TF tradicional, com melhores resultados[8].

Se a visualização e a estrutura não forem tão claras, pode ser removida uma parte do processo espinal inferior. Ooi et al. utilizaram pela primeira vez o sistema endoscópico na aracnoidite crónica, aprisionamento da raiz nervosa durante a claudicação causada por estenose espinal lombar para visualizar a patologia do espaço intratecal antes da cirurgia[2,4].

A operação é mais difícil se a hérnia discal se encontrar numa posição dorsolateral, totalmente por baixo da raiz nervosa. Existe também sempre o perigo de lesão da estrutura vascular quando se expõe ou perfura a articulação e os ossos. A radiografia é um método fácil e amplamente disponível para visualizar osteófitos, artrose facetária e não vertebral e estreitamento dos espaços discais[21]. Uma avaliação de rotina da estabilidade cervical é efectuada por radiografia dinâmica cervical, que ajuda a aceder à estabilidade das vértebras cervicais[17]. A fusão óssea espontânea é avaliada pela ausência de movimento na radiografia de flexão-extensão e por espaços discais visíveis. A TC é útil para distinguir a extensão de um esporão ósseo ou estenose foraminal ou a presença de ossificação de PLL. As imagens combinadas de TC e RM são a melhor ferramenta para efetuar uma avaliação precisa das estruturas anatómicas do trajeto. .

A cirurgia endoscópica prossegue com irrigação salina contínua como procedimento mediado por água para descompressão que gera pressão hidráulica reduzindo a hemorragia e a infeção intra-operatórias.

b)   Navegação intra-operatória e desafios

A navegação intra-operatória pode ser utilizada para localizar a linha média da coluna cervical anterior e o esporão osteofítico. O mielograma pré-operatório pode ser utilizado para revelar a estenose cervical de um esporão osteofítico localizado atrás. O sistema de navegação utilizado durante a cirurgia cervical anterior intra-operatória ajuda a uma dissecção e descompressão mais eficientes no doente com anatomia marcadamente anormal. Minimiza a ocorrência de lesões vasculares (VA), implantes mal posicionados com anatomia complexa da coluna cervical, fornecendo informações anatómicas suplementares às estruturas ósseas típicas. Por conseguinte, é uma ferramenta muito útil para aumentar a eficiência operatória. No nosso estudo, utilizámos a fluoroscopia como sistema de navegação para posicionar com precisão, perfurar, dissecar e descomprimir o nervo e remover osteófitos. No entanto, os cirurgiões e o pessoal têm de usar aventais de proteção de chumbo, o que consome mais tempo durante a cirurgia durante a mudança da imagem anterioposterior para a imagem lateral.

Stephen M Pirris, et at. concluíram as notas técnicas para a utilização da orientação por imagem 3 D baseada na tomografia de feixe cónico (cbCT) na cirurgia cervical anterior subaxial. Esta navegação intra-operatória pode ser uma ferramenta útil em procedimentos cervicais anteriores, como a corpectomia, a remoção de tumores e a cirurgia de revisão [28]. A utilização de orientação por imagem 3D permite uma melhor clareza de visão e progresso da cirurgia do que a fluoroscopia 2D na cirurgia da coluna cervical anterior. Ajuda a localizar a linha média da estrutura da coluna vertebral durante a operação, em vez de estar sempre a mudar a visão no caso da orientação fluoroscópica. As imagens de navegação 3D ajudam a especificar, localizar a posição e a extensão da VA durante a ressecção parcial do osso. Este sistema é muito útil em doentes com anatomia da coluna vertebral alterada devido a doenças degenerativas, neoplasias ou infecções. Alguns autores tentaram diferentes tipos de intra-operatórios na cirurgia anterior da coluna cervical. A coluna cervical deve ser manuseada e tratada com precaução devido às suas estruturas complexas, estreitas e delicadas.

Albert et al. efectuou corpectomias e foraminotomias cervicais em cadáveres utilizando orientação por imagem e punção kerrison, tendo estudado a viabilidade da sua cirurgia e concluído que o procedimento de registo inicial era longo e demorado[23,24]. Hott ,et al. documentaram a utilização de um sistema de TC de braço em C modificado (Siremobil ISO-C -#D ,Siemens) como ferramenta de navegação para descompressão cervical anterior.[25].

Noutro estudo realizado por Kim et, al. relatou notas cirúrgicas em oito doentes submetidos a foraminotomia cervical anterior por abordagem trasncorporal modificada utilizando o O-arm e navegação furtiva. Lee et al. publicaram um estudo sobre a utilização da orientação por imagem 2D como técnica de navegação na realização de corpectomias oblíquas para o tratamento da ossificação dos ligamentos longitudinais posteriores (OPLL) e verificaram uma progressão eficaz da cirurgia, um tempo de operação reduzido e uma melhor descompressão, apesar do tempo de preparação inicial de 20-20 minutos para a orientação por imagem [27].

C) Significado e aplicação do presente estudo

As indicações para a cirurgia anterior da coluna cervical são a descompressão das raízes nervosas cervicais e dos osteófitos que causam sintomas, a espondilose cervical, a hérnia ou estenose discal e a estenose unilateral do forame intervertebral. A compreensão das alterações anatómicas ocorridas devido ao envelhecimento ajudará o cirurgião a planear as abordagens específicas para a intervenção cirúrgica na coluna cervical e ajudará a reduzir as taxas de complicações. A tortuosidade do VA e as anomalias da ansa podem provocar a erosão das estruturas vertebrais localizadas medialmente, como o processo uncinado e os TF, o que pode levar a um desastre fatal durante a operação e a instrumentação da coluna cervical em doentes idosos. [Durante a intervenção cirúrgica da coluna cervical, há muitos factores a ter em conta e diferentes parâmetros a monitorizar para evitar lesões iatrogénicas devido à variação anatómica, ao envelhecimento com alterações ósseas, à aterosclerose e tortuosidade avançadas das VA, bem como à espondilose cervical com deformidades de alinhamento. As alterações morfológicas, como a tortuosidade e o adelgaçamento dos elementos posteriores, podem causar lesões acidentais na VA durante a perfuração. A angio-TC só consegue visualizar o lúmen arterial em meio de contraste e a parede só pode ser visualizada quando não existe gordura macroscópica. A espessura da parede da VA é medida em intervalos sub-milimétricos que estão abaixo da sensibilidade da resolução espacial da angio-TC. Uma imagem alternativa é a angiografia por tomografia computorizada, que pode mostrar as artérias e a sua parede juntamente com a estrutura óssea.

Ali Nourbakhsh, et al., através de um estudo em cadáveres, afirmaram que o conhecimento anatómico dos TP ajuda a abordar a exposição segura das VA durante a cirurgia anterior da coluna cervical. O estudo resume as duas principais formas mais seguras de abordar a cirurgia da coluna cervical anterior: em primeiro lugar, a abordagem lateral para medial, em que o ponto de referência cirúrgico seguro se situa entre o eixo médio dos TP e uma linha de 2 mm paralela e acima deste. Em segundo lugar, a abordagem médica para lateral, permanecendo ao nível da placa terminal vertebral superior, servirá de guia para o cirurgião encontrar com segurança a ponta dos PT.

Ao efetuar a PECD anterior, o cirurgião pode encontrar a zona segura. A zona segura em cada nível da coluna cervical é uma área onde a dissecção pode ser iniciada na linha média do nível no TP e atravessar lateralmente a VA em segurança. Durante a instrumentação, a perfuração e a dissecção, o cirurgião deve escolher dentro dos limites da zona segura, onde o TP protege a VA de lesões iatrogénicas.

Primeiro critério: o limite superior da zona de segurança cirúrgica situa-se abaixo do limite superior da zona de segurança em 97% dos casos. O limite inferior da zona de segurança cirúrgica situa-se acima do limite inferior da zona de segurança em mais de 97% dos casos. Por conseguinte, é sensato que o cirurgião se mantenha dentro do limite da zona de segurança cirúrgica, onde a probabilidade de lesão iatrogénica será inferior a 3%. Na investigação de Nourbaksh, et al. concluiu-se que, para uma abordagem medial a lateral, é seguro manter-se ao nível do corpo vertebral superior e dissecá-lo lateralmente. Kawashima, et al. (2003) efectuaram um estudo em cadáveres da coluna cervical para medir a altura e a largura da raiz anterior do TP e a altura do espaço intertransversal. Concluiu que os TP são côncavos no bordo superior e inferior e diminuem de tamanho de C3 a C6. Em segundo lugar, afirmou que o espaço inter-transversal em C3-C4 era maior do que em C4-C5 e C5-C6. O espaço intertransversal contém a VA, a raiz nervosa e o plexo venoso com tecido fibroligamentar à sua volta [34]. Burneau et al. (2005) afirmaram que a VA é protegida por uma bainha periosteal no forame transverso, que constitui um plano seguro de dissecção sob a porção anterior do TP.

O síndroma de Horner é uma possível complicação da cirurgia anterior da coluna cervical quando se lesiona o CST (tronco simpático cervical) e o gânglio estrelado, que se localizam sobre o músculo longo do cólon quando se aproxima do TP. O AV está ligado ao processo uncinado e ao TF por um tecido fibroso hiperplásico, pelo que, durante o procedimento de perfuração do PECD, pode emaranhar estes tecidos e lacerar.

Referências

1.   S, Fehlings MG, Clinical practice. Cervical radiculopathy N Engl J Med, 2005 Jul 28;353(4):392-92. M. S.

2.   Burman, "Myeloscopy or the direct visualization of the spinal cord and its contents," *The Journal of Bone&Joint Surgery*, 1931; vol. 13, no. 4, pp. 695-696

3.   Bertalanffy H, Eggert HR Resultados clínicos a longo prazo da discectomia anterior sem fusão para o tratamento da radiculopatia cervical e da meilopatia, um seguimento de 164 casos. Ata Neurochir(Wien) ,1988, 90: 127-135

4.   Y. Ooi, Y. Satoh, K. Mikanagi, et al. Myeloscopy, *No to shinkei*, 1977 vol. 29, no. 5, pp. 569-574.

5.   Hirsch C ,Rutura do disco cervical: diagnóstico e terapêutica. Ata Orthop 1960;30:172-186

6.   Seidler TO, Pe'rez Alvarez JC, Wonneberger K, et al. Disfagia causada por osteófitos ventrais da coluna cervical, achados clínicos e radiográficos. Eur Arch Otorhinolaryngol,2009;266:285-91

7.   Kim JG, Kim SW, Lee SM, et al. Resultado cirúrgico da abordagem combinada anterior e posterior no tratamento da mielopatia espondilótica cervical, J Korean Neurosurg,, 2006;Soc 3 : 188-191

8.   S. L. Parker, S. K. Mendenhall, D. N. Shau et al., Minimally invasive versus open transforaminal lumbar interbody fusion(tlif) for degenerative spondylolisthesis: comparative effectiveness and cost-utility analysis, "*World Neurosurgery*, 2013

9.   Strasser G, Schima W, Schober E, et al. Osteófitos cervicais que se chocam com a faringe: importância do tamanho e distúrbios concomitantes para o desenvolvimento de aspiração. Am J Roentgenol

2000,174:449-53

10.   Ladenheim SE, Marlowe FI, Disfagia secundária a osteófitos cervicais. Am J Otolaryngol. 1999;20: 184-9.

11.   Rana SS, Bhasin DK, Rao C, Gupta R, Nagi B, Singh K. Osteófito da coluna torácica causando disfagia. Endoscopy. 2012; 44(2):E19-20.

12.   Jho HD ,Microsurgical anterior cervical foraminotomy for radiculopathy: a new approach to cervical disc herniation. J Neurosurg ,1996;84: 155-160

13.   Robertson JT, Johnson SD, Discectomia cervical anterior sem fusão: resultados a longo prazo. Clin Neurosurg 1980;27:440-449

14.   Li J, Yan DL, Zhang ZH et al. Nucleoplastia cervical percutânea no tratamento da hérnia discal cervical. Eur Spine J, 2008; 17:1664-1669

15.   Yan DL, Li J, Zhu HD et al. Tratamentos de nucleoplastia cervical percutânea e discectomia cervical percutânea da hérnia discal cervical contida. Arch Orthop Trauma Surg,2010;130:1371-1376

16.   Bo Yang ,Jingkai Xie ,Biao Yin ,et al. Tratamento da hérnia discal cervical através de técnicas percutâneas minimamente invasivas, Eur Spine J ,2014; 23:382-388

17.   Katsumi Y, Honma T, Nakamurs T ,et al. Análise da instabilidade cervical resultante de laminectomias para remoção de tumor da medula espinhal. Spine ,1989;14:1171-1176

18.   Benzel EC, lubelski D,Healy,et al.Reoperation rates after anterior cervical discectomy and fusion versus posterior cervical foraminotomy: a propensity-matched analysis, spine j.2015 Jun 1;15(6):1277-83.

19.   Bush K, Chaudhuri R, Hillier S, et al. As alterações patomorfológicas que acompanham a resolução da radiculopatia cervical. Um estudo prospetivo com repetição de imagens de ressonância magnética. Spine Phila Pa 1976;.Jan 15 1997;22(2):183-186

20.   Korinth MC, Kruger A, Oertel MF, et al. Foraminotomia posterior ou discectomia anterior com estabilização intercorporal de polimetilmetacrilato para doença dos discos moles cervicais: resultados em 292 doentes com monoradiculopatia, Spine Phila Pa 1976;. 15 de maio de 2006;31(11):1207-1214

21.   Yvonne Yi-Na Bender, Gerd Diederichs, et al. Thula Cannon Walter, Differentiation of osteophytes and disc herniations in spinal radiculopathy using susceptibility-weighted magnetic resonance imaging, Investigative Radiology ,2016;Volume 00, Número 00, Mês

22.   S. L. Parker, S. K. Mendenhall, D. N. Shau et al., "Minimally invasive versus open transforaminal lumbar interbody fusion (tlif) for degenerative spondylolisthesis

23.   Albert TJ, Klein GR, Vaccaro AR. Corpectomia cervical anterior guiada por imagem. Afeasibility study. Spine (PhilaPa 1976) 1999; 24(8): 826-830

24.   Klein GR, Ludwig SC, Vaccaro AR, et al. A eficácia da utilização de um punção Kerrison guiado por imagem na realização de uma foraminotomia cervical anterior. Uma análise anatómica. Spine (Phila Pa 1976) 1999; 24(13): 1358-1362

25.   Hott JS, Papadopoulos SM, Theodore N, et al. Navegação intra-operatória Iso-C C-arm em cirurgia da coluna cervical: revisão dos primeiros 52 casos. Spine (Phila Pa 1976) 2004; 29(24): 2856-2860.

26.   Kim JS, Eun SS, Prada N, et al. Microforaminotomia cervical anterior transcorporal modificada assistida por navegação baseada em O-arm: um relato de caso técnico. Eur Spine J 2011; 20(Suppl

2): S147-152

27.   Lee HY, Lee SH, Son HK, et al. Comparação de corpectomia oblíqua multinível com e sem navegação guiada por imagem para mielopatia espondilótica cervical multisegmentar. Comput Aided Surg 2011; 16(1): 32-37 28.Stephen M. Pirris et,al, Uma série de casos sobre a utilização técnica da orientação por imagem tridimensional na cirurgia cervical anterior subaxial, Int J Med Robotics Comput Assist Surg 2015; 11: 44-51

2.   Banu Alicioglu, Nadir Gulekon, Suha Akpinar, Alterações morfológicas relacionadas com a idade da artéria vertebral no processo transverso. Análise por angiografia por tomografia computadorizada multidetectores, The Spine Journal 15 (2015)   1981-1987

30.   Bruneau M, Cornelius JF, Marneffe V, Triffaux M, George B. Variações anatómicas do segmento V2 da artéria vertebral. Neurosurgery 2006;20-4.

31.   Hong JT, Park DK, Lee MJ, Kim SW, An HS. Variações anatómicas do segmento da artéria vertebral na coluna cervical inferior: análise por angiografia por tomografia computorizada tridimensional. Spine 2008;33:2422-6.

32.   Kiresi D, Gumus S, Cengiz SL, Cicekcibasi A. A análise morfométrica dos segmentos V2 e V3 da artéria vertebral: valores normais em MDCT. Comput Med Imaging Graph 2009 ;33: 399-407.

33.   Curylo LJ, Mason HC, Bohlman HH, Yoo JU. Curso tortuoso da artéria vertebral e descompressão cervical anterior: um estudo de caso cadavérico e clínico. Spine 2000; 25:2860-4.

34.   Ali Nourbakhsh ,Jinping Yang , Howard McMahan , Anatomia do Processo Transverso como Guia para a Exposição da Artéria Vertebral Durante a Abordagem Anterior da Coluna Cervical: A Cadaveric Study, John Wiley and Sons, Inc, 'Accepted Article', doi: 10.1002/ca.22858

4) Resumo

A abordagem de discectomia cervical percutânea endoscópica anterior transforaminal é uma forma fácil de transverter o processo e descomprimir e remover os osteófitos. Permite uma descompressão adequada dos elementos neurais e a resolução dos restantes processos patológicos. Este método preserva o movimento e a estabilidade da coluna vertebral e reduz o risco de lesão vertebral. O desenho do estudo foi feito e a prática desta técnica em cadáveres várias vezes e após a aprovação do comité de ética e implementada. Foi selecionado um caso de dor no pescoço que irradiava para o braço direito, deformações no pescoço e inclinação da cabeça para o lado direito. O exame neurológico revelou diminuição da sensibilidade, fraqueza nos músculos trapézio, bíceps e tríceps do lado direito. Sinal de Eaton e sinal de Spurling positivos. A radiografia dinâmica pré-operatória da coluna vertebral mostra alterações degenerativas e osteófitos a nível de C3-4, C5-6, estenose foraminal intervertebral por TC a nível de C3-4 e C5-6, a ressonância magnética mostra uma protusão discal que comprime gravemente a medula espinal a nível de C3/4. Operámos o nível mais significativo como a primeira nova abordagem bem sucedida para a radiculopatia cervical com remoção de osteófitos, descompressão e discectomia por PECD anterolateral (abordagem transforaminal) sob anestesia geral. Esta abordagem anterolateral PECD MIS provoca menos danos nos tecidos e é uma forma de aceder facilmente ao processo transforaminal para osteófitos e raízes nervosas para descompressão. Para este caso, a ALPECF, desde a incisão na pele até à colocação do endoscópio e a trajetória até ao processo transverso ao nível de C3-4, procedeu à dissecção, descompressão e foraminoplastia. A TC e a RM pós-operatórias confirmaram a descompressão neural satisfatória. Tempo operatório curto, menor tempo de internamento e boa recuperação. O acompanhamento regular efectuado não revelou qualquer estreitamento do disco, instabilidade da coluna cervical ou qualquer sinal de compressão e estenose e remoção total dos osteófitos e do túnel de perfuração.

Este procedimento cirúrgico pode ser superior e de fácil acesso à estrutura patológica do que o método aberto tradicional. O dano estrutural ao tecido é mínimo e diminui o risco de punção da artéria vertebral. Sob o sistema endoscópico visual direto e percutâneo, é fácil visualizar a estrutura minúscula adequada, perfurar, dissecar e diminuir a possibilidade de lesão iatrogénica. Esta abordagem cirúrgica endoscópica transformacional anterior pode ser mais desenvolvida e treinada para o tratamento da radiculopatia cervical numa grande população.

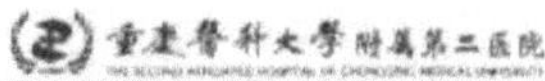

I N T R O D U C T I O N

- CSR -nerve root compression, disorder in dermatomes ,myotomes in upper extremities -lower motor neuron sign of weakness, wasting, flaccid paralysis and hyporeflexia
- Causes-Posterolateral IV disc herniation ,Hyperplasia -uncovertebral join
- Removing osteophyte -posterior approach -dangerous - vertebral artery (VA) injury
- Anterior lateral percutaneous   Endoscopic cervical formaninoplasty(ALPECF) -remove Osteophyte –decompression
- Direct decompression without violation to spinal stability

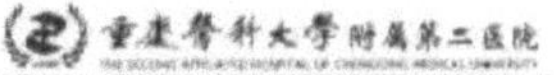

OBJECTIVE

Technical note of first successful case of Percutaneous endoscopic cervical discectomy and osteophytes removal via an anterior transforaminal approach for radiculopathy

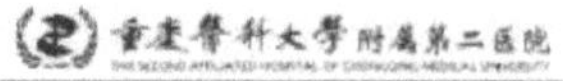

Planning of The Study

- **Step 1** -Design -Discussion —Interactive-learning journal
  Research session-Grant new innovative ideas -Explanation -
  demo on 3D work ,Dedicate & Devotee -Support /Motivation
  - Cadaveric practice

- **Step 2** Data collection, Survey , Post operative planning -
  Research writing

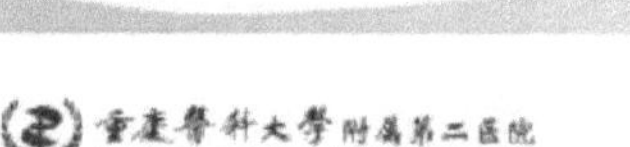

Formulation

1. New novel method -treatment of cervical
    radiculopathy through ALPECF

2. Approach -safer surgery technique -minimizes VA
    /other delicate structures

Methods

Typical case

- 65-year Male -Neck pain radiating towards right arm since 2 month -more severe from 20 days, neck deformities, head titled to right side

- N/E-decreased sensation and weakness over right sided trapezius, biceps ,triceps muscles 3/5 muscles power grading.

- Eaton sign & Spurling sign positive.

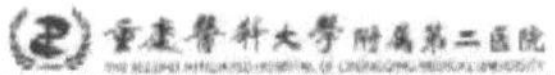

Preoperative Dynamic cervical X ray

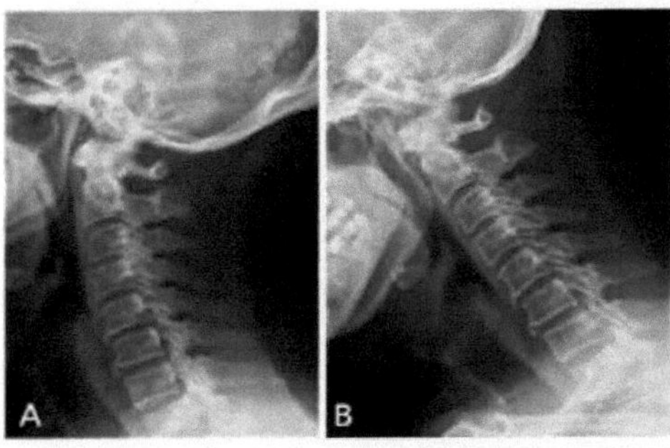

A)Right Lateral-Extension View B)Right Lateral –Flexion View

Preop CT Scan

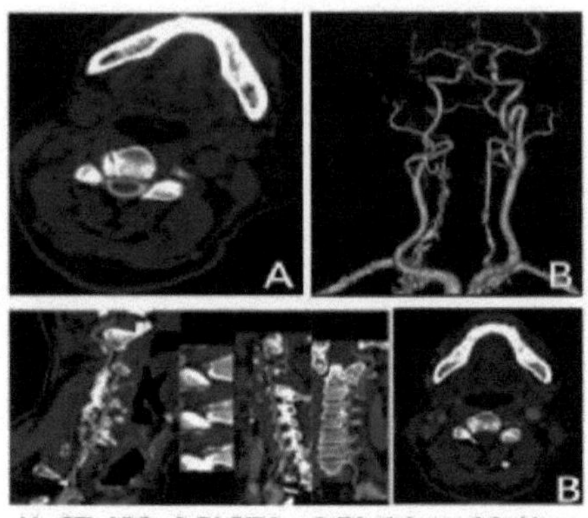

A) CT /C3-4 B)CTA of Right and left

Preop MRI

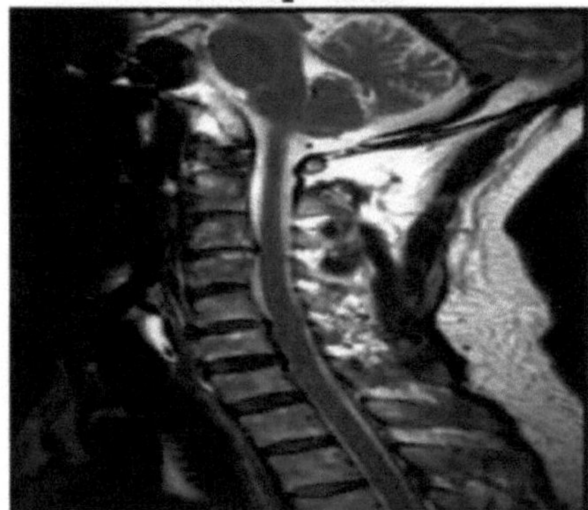

Sagital T2-Weighted and axial plane

Operative Procedure

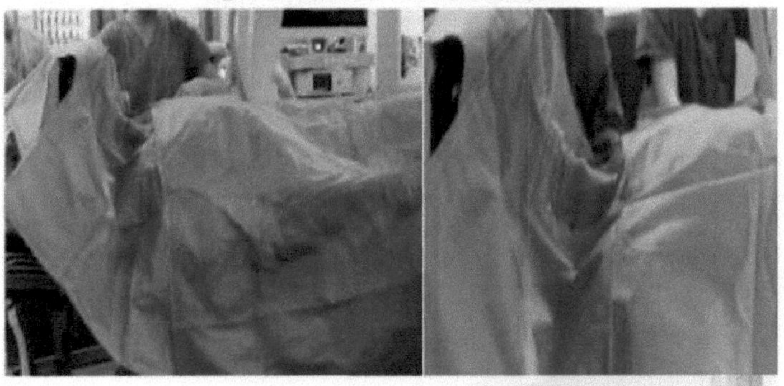

Supine position with neck slight extended

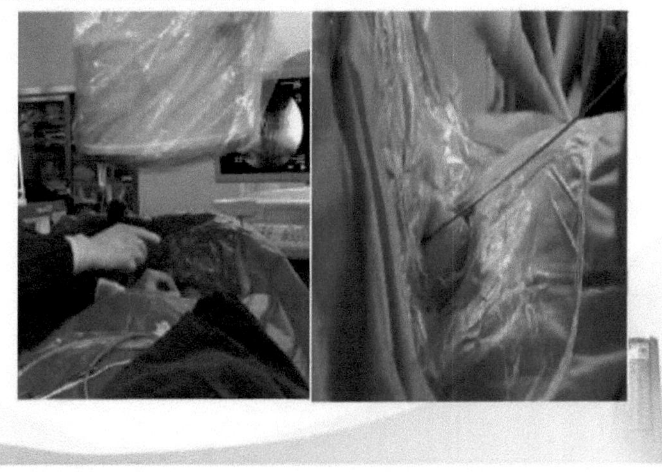

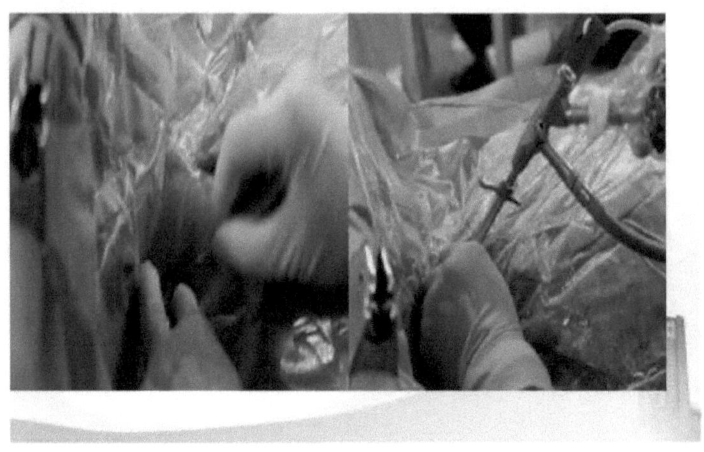

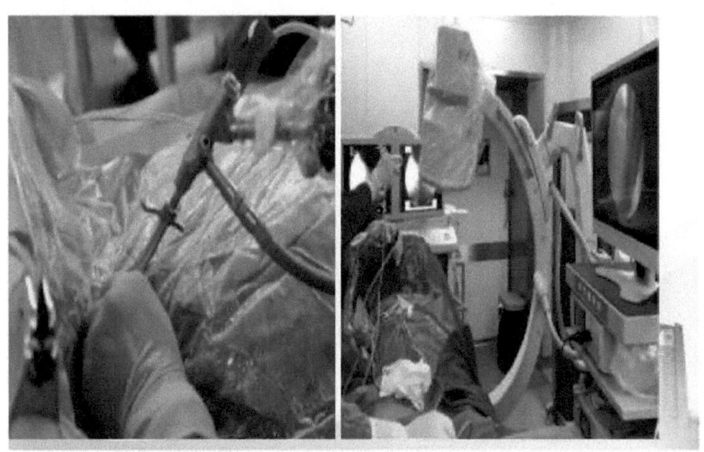

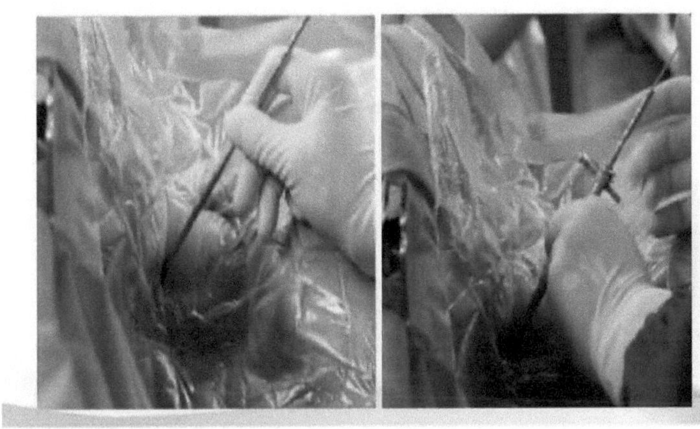

重庆醫科大学附属第二医院
THE SECOND AFFILIATED HOSPITAL OF CHONGQING MEDICAL UNIVERSITY

Intra-Operative Fluoroscopy

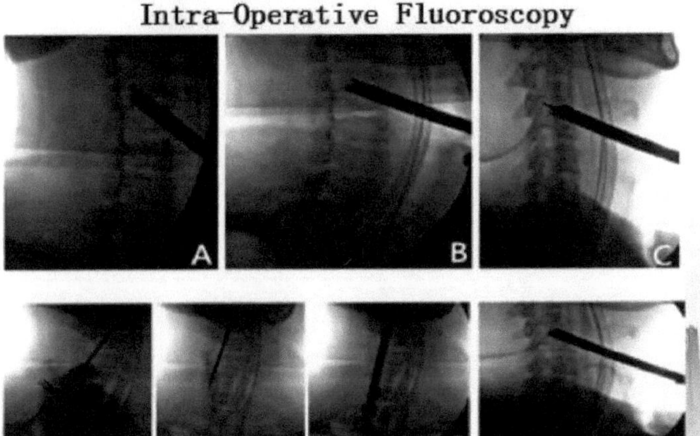

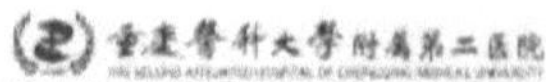

Intra-Operative Endoscopy

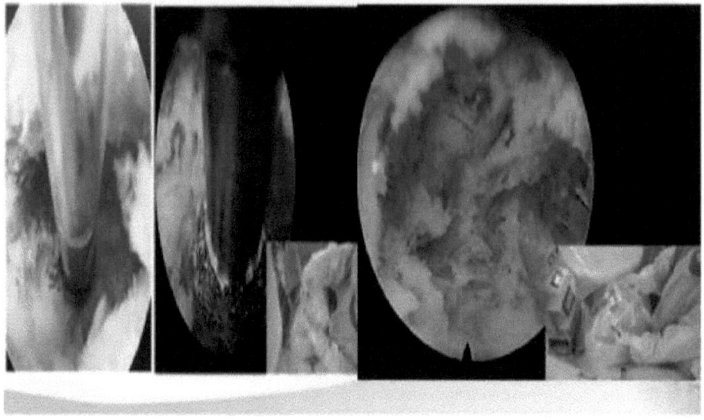

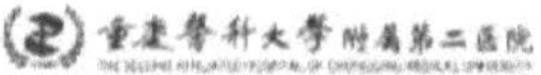

Clinical Outcome Assessment

- Operative Time-80 min
- Shifted to Post up-24 hour
- Exercise Neck Muscle Gradually
- Return to work 4 days
- Neck collar -3 weeks
- Postop CT /MRI -satisfactory Neural Decompression

Results

- Tremendous Improvement

- VAS -7/10 to 3/10

- Postop Rom –Unrestricted

- Drainage -24 hour

- No significant postop events /surgery-related complications

重庆医科大学附属第二医院
THE SECOND AFFILIATED HOSPITAL OF CHONGQING MEDICAL UNIVERSITY

Postop CT /MRI

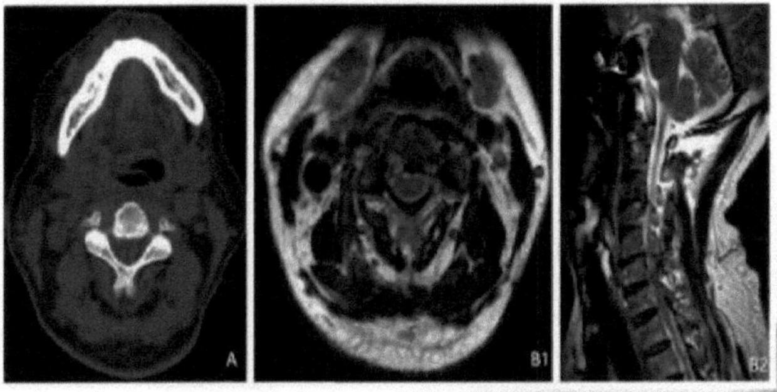

A)Axial CT (B.1 &B.2)T2W MRI

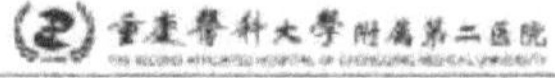

Discussion

- Location, extend, type of compression-Approach

- Stookey & Mixter and Barr(1928) laminectomy and disc excision –CSR

- Robinson and Smith (1955)Clowardin(1958)- first-Anterior cervical discectomy with bone fusion

- Hilibrand et al-10 year outcome-Adjacent level degeneration

- MIS- Safe alternative-CM &R-good clinical outcome & long term stability

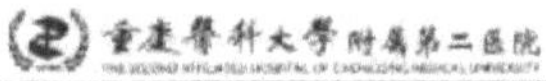

- APECD-Preservation /functional stability

- Anterior Transforaminal approach-Unilateral CR-prevent segment mobility ,Adjacent segment degeneration

- Jho (1996)-anterior cervical micrforaminotomy

- J-Y Lee- keyhole transuncal approach

- Water Mediated Procedure

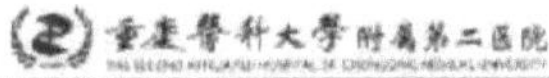

- Recommended -remove -osteophyte from laterally to medially

- Foraminoplasty -Protective layer for VA- lateral cortical wall of osteophytes

- Y-K park et al.- osteophytes & uncinate process

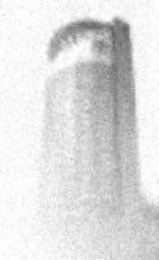

- Operation -difficult-dorsolateral position herniation

- Proper planning & evaluation -VA

- High degree of variation of TP & VA

- Careful CT/CTA & MRI for preop evaluation

- Smith et al & Walike- risk of VA laceration

Limitation

- Single case

- Long term F/V-Unclear

- Comparative Study

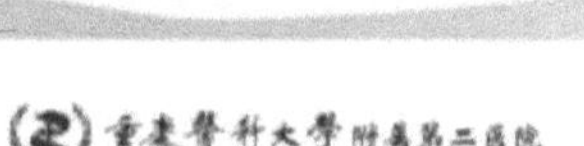

Conclusion

- Can be superior, easy access - pathology than traditional

- Minimal tissue damage & decreases risk-VA

- Easy -visualize proper minute structure, drill, dissect & lessen -iatrogenic injury

- Approach -further developed & trained -treatment of CR in large population

Evolution, Significances & Implementation

- Ali Nourbakhsh ,et al(2017)-approach to VA during anterior C-Surgery

- Surgical safe landmarks-Medial /Lateral

- Burneau ,et al. (2005)- VA -protected -periosteal sheath in –TP

- Kawashima ,et al(2003)TPs- inter-transverse space

- Navigation system -intra-operative cervical anterior surgery

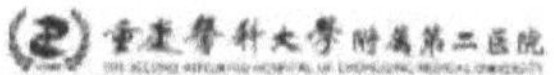

Intraop Navigation & Challenges

- Stephen M Pirris ,et at. -use of cone beam tomography-3D

- Hott ,et al. -modified C-arm CT system

- Lee et,al- 2D Image guidance

- Our study -fluoroscopy -navigation system

Summary

- Easy access -TP /decompress /remove osteophytes

- Allows adequate decompression & resolution

- Approach -safest landmark to reach and remove it

- Preserves spinal motion, stability & reduce VA injury

- Visualize minute structure, drill, dissect & lessen iatrogenic injury

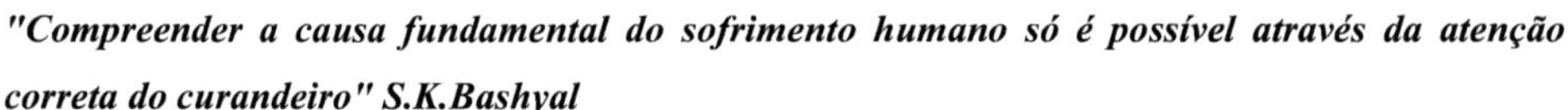

"Compreender a causa fundamental do sofrimento humano só é possível através da atenção correta do curandeiro" S.K.Bashyal

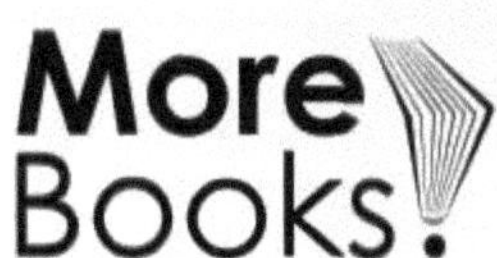

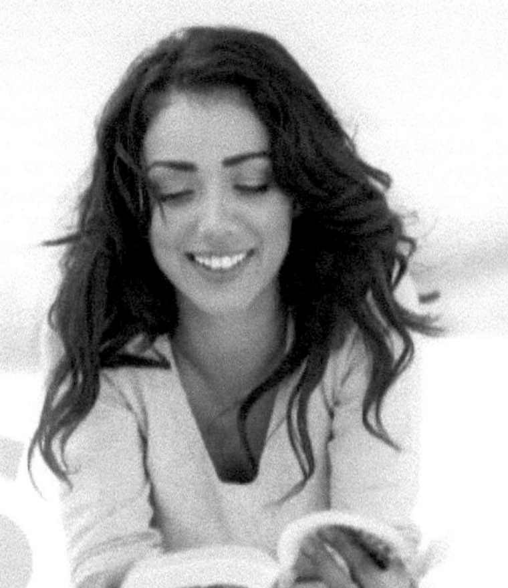

yes I want morebooks!

Buy your books fast and straightforward online - at one of world's fastest growing online book stores! Environmentally sound due to Print-on-Demand technologies.

Buy your books online at
www.morebooks.shop

Compre os seus livros mais rápido e diretamente na internet, em uma das livrarias on-line com o maior crescimento no mundo! Produção que protege o meio ambiente através das tecnologias de impressão sob demanda.

Compre os seus livros on-line em
www.morebooks.shop

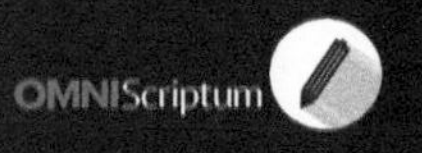